Dr E. Barrel

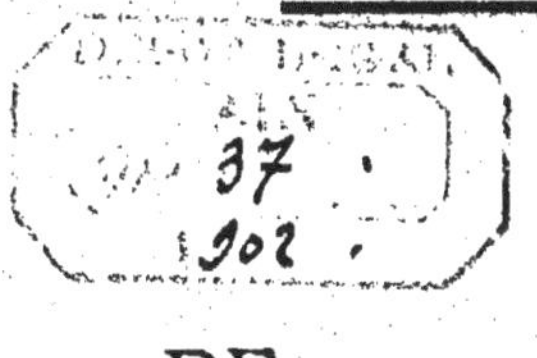

DE

L'HÉMIATROPHIE FACIALE

DANS SES RAPPORTS

avec les lésions du ganglion cervical inférieur

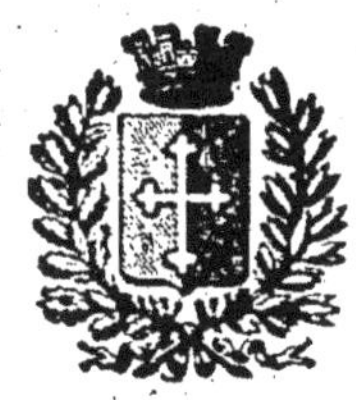

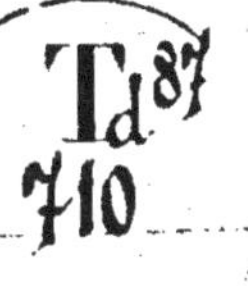

BOURG
IMPRIMERIE DU « JOURNAL »

1902

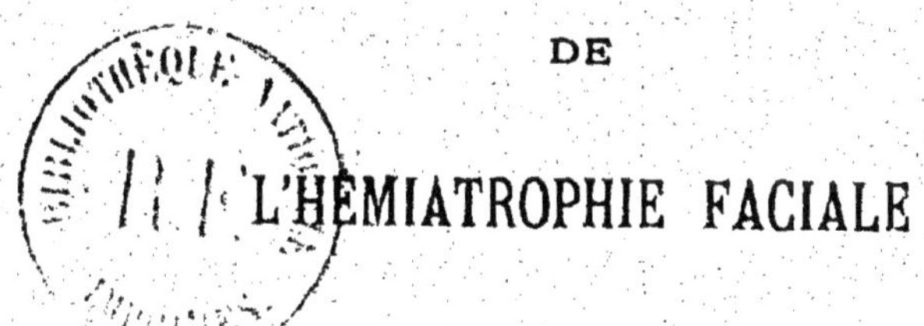

DE

L'HÉMIATROPHIE FACIALE

DE

L'HÉMIATROPHIE FACIALE

DANS SES RAPPORTS

avec les lésions du ganglion cervical inférieur

PAR

Le Docteur Émile BARREL

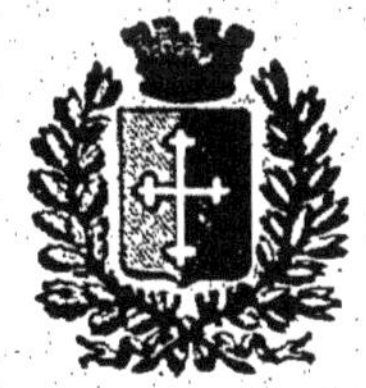

BOURG

IMPRIMERIE DU « JOURNAL »

—

1902

A LA

MÉMOIRE DE MON FRÈRE FRÉDÉRIC

A MON PÈRE

A MA MÈRE

A MON FRÈRE

A MON PRÉSIDENT DE THÈSE

Monsieur le Professeur GAILLETON

A Monsieur le Dr BOUVEYRON

INTRODUCTION

C'est d'une façon indépendante, sinon tout à fait simultanée, que M. le Dr Lucien Jacquet, médecin des Hôpitaux de Paris, et M. le Dr Bouveyron, de Lyon, apportèrent les premiers faits en faveur de la pathogénie de certaines hémiatrophies faciales par lésion du ganglion cervical inférieur, lésion que, dans leurs cas tout au moins, ils considéraient comme secondaire à un processus de pachypleurite tuberculeuse du sommet des poumons, englobant et détruisant ce même glanglion.

Les deux premiers faits de ce genre, observés par M. Bouveyron, datent de trois ans déjà et il les avait consignés dans un mémoire qu'il remit au mois de novembre 1899, à M. Icard, alors gérant du *Lyon Médical*. L'auteur de ce mémoire, joignant à ses deux observations personnelles, deux cas déjà anciens de Seeligmüller, s'appuyait sur la discussion de ces quatre faits pour conclure à la possibilité d'une hémiatrophie cervico-faciale par lésion du ganglion cervical inférieur. Mais ce mémoire n'ayant pas été immédiatement inséré et la mort de M. Icard étant survenue quelque temps après, l'auteur ne reprit l'exposé de sa conception et des faits sur lesquels il l'appuyait, qu'au mois de février 1902, dans une communication à la *Société des Sciences Médicales de Lyon*. C'est cette communication, suivie de la publication d'un travail sur le même sujet, dans le numéro du 16 mars 1902, de la *Revue Neurologique*, qui nous a donné l'idée de notre thèse.

Sur ces entrefaites et antérieurement à cette publication, M. Jacquet mentionnait incidemment dans le numéro d'août 1900 des *Annales de Dermatologie* — et cela dans une note au cours d'un mémoire intitulé : *Nature et Traitement de la pelade*, — que chez un malade atteint de troubles vaso-moteurs et secrétoires d'un côté de la face ainsi que d'hémiatrophie faciale de l'autre, il avait diagnostiqué du vivant du malade une lésion double — quoique de degré différent — de la chaine cervico-thoracique du grand sympathique et notamment du ganglion cervical inférieur par extension d'un processus de symphyse pleurale tuberculeuse du sommet des poumons, et que l'autopsie avait ensuite vérifié pleinement ses prévisions. Nous donnons plus loin le texte même de la note de M. Jacquet à laquelle nous venons de faire allusion. Sa publication crée donc pour M. Jacquet une priorité de date incontestable que M. Bouveyron, dont la spontanéité de conception a été d'autre part établie (voir compte-rendu de la séance de la *Société des Sciences Médicales* du 5 février 1902), nous prie de mentionner expressément.

Nous diviserons notre sujet en trois chapitres :

Dans le Chapitre Ier nous rappellerons l'anatomie et les rapports du ganglion sympathique cervical inférieur.

Nous relaterons dans le Chapitre II les conclusions de quelques physiologistes en ce qui concerne le rôle trophique que semble remplir le grand sympathique dans l'organisme.

Enfin dans le Chapitre III, après un exposé historique, nous examinerons quelles sont les raisons qui nous amènent à rattacher, dans nos cas, tout au moins l'hémiatrophie cervico-faciale aux lésions du ganglion cervical inférieur.

Mais, avant d'aborder cette étude, qu'il nous soit permis d'adresser à :

M. le Professeur Gailleton, qui nous fait l'honneur d'accepter la présidence de notre thèse, l'expression de notre vive reconnaissance.

M. le Dr Bouveyron, après nous avoir suggéré l'idée de notre travail, ne nous a épargné ni son temps, ni ses conseils. Notre profonde reconnaissance lui est pleinement acquise.

M. le Dr Lucien Jacquet, médecin des Hôpitaux de Paris, a bien voulu nous communiquer une observation très importante avec vérification nécropsique. Nous l'en remercions bien sincèrement.

M. Beyne, élève de l'École du Service de santé militaire, nous a fourni quelques renseignements bibliographiques concernant la physiologie du grand sympathique. Nous lui adressons nos remerciements.

CHAPITRE PREMIER

Anatomie et Rapports du Ganglion sympathique cervical inférieur

Le ganglion sympathique cervical inférieur présente une forme irrégulière, quelquefois fusiforme, d'autres fois triangulaire, étoilée ou en croissant. Son volume est intermédiaire à ceux du ganglion supérieur et du ganglion moyen. D'après le *Traité d'anatomie* de Poirier et Charpy, sa longueur moyenne oscille entre 6 1/2 et 7 1/2 millimètres ; sa largeur entre 3 1/2 et 4 1/2 millimètres.

Contrairement à ce que ferait croire sa dénomination, le ganglion cervical inférieur est plutôt thoracique que cervical, d'où la dénomination de premier ganglion thoracique que lui avait donné Neubauer. En effet, il se trouve situé tout à fait en avant de l'articulation de la première côte avec le corps de la première vertèbre dorsale. Chez l'homme, d'ailleurs, il se trouve quelquefois fusionné avec le premier ganglion que l'on est vraiment convenu d'appeler thoracique. Cette fusion qui est l'exception chez l'homme est au contraire la règle chez un certain nombre de mammifères. Chez les carnassiers, chez le chien et le chat en particulier, la fusion du ganglion cervical inférieur avec les trois ou quatre premiers ganglions thoraciques constitue un gros ganglion étoilé qu'en raison de sa forme on appelle ganglion stellaire. C'est par analogie que chez l'homme on a quelquefois désigné sous ce nom le ganglion cervical inférieur lui-même.

Tout à fait importants sont les rapports de ce ganglion avec la plèvre, les dernières racines du plexus brachical ainsi qu'avec les artères sous-clavière et vertébrale. D'après Henle, le ganglion cervical inférieur repose sur l'articulation de la première côte avec la première vertèbre dorsale et il est compris à ce niveau dans un dédoublement très aminci de l'aponévrose prévertébrale. En dedans, il est en rapport avec le muscle long du cou: en dehors, avec les nerfs huitième cervical et premier dorsal, c'est à dire avec deux nerfs qui concourent à la formation du plexus brachial. Son niveau se trouve surtout à la hauteur de l'émergence du premier nerf dorsal et sa partie supérieure reste un peu au-dessous de l'émergence du huitième nerf cervical. Nous attirons spécialement l'attention sur ce rapport qui explique la possibilité de la concomitance d'une lésion inférieure et radiculaire du plexus brachial et du ganglion cervical inférieur, ainsi que parait en témoigner notre observation II.

Le ganglion cervical inférieur repose directement dans une excavation creusée sur le sommet de la plèvre pariétale entre le ligament vertèbro-pleural en dedans, le ligament costo-pleural et le petit scalène en dehors. Ce rapport très important nous explique la possibilité d'une lésion du ganglion cervical inférieur consécutive à une lésion du dôme pleural et du poumon sous-jacent, ainsi que nous le relatons dans les observations III, IV, V, VI.

A sa partie d'abord externe, puis inférieure, le ganglion est en rapport avec l'artère intercostale supérieure et ses veines satellites.

En avant, le ganglion cervical inférieur est directement en rapport avec l'artère sous-clavière et contribue à former l'anneau de Vieussens qui entoure complètement l'artère. C'est ce qui explique que l'on puisse avoir simultanément une lésion du ganglion cervical inférieur et un souffle de l'artère, ainsi que nous le relatons dans l'observation n° IV.

Tantôt l'anneau de Vieussens se trouve en dedans, tantôt en dehors de l'origine de l'artère vertébrale, laquelle contourne la partie supérieure et externe du ganglion avant de s'enfoncer dans le trou transversaire de la sixième vertèbre cervicale.

Le ganglion cervical inférieur est en général relié à la moëlle par l'intermédiaire de trois rami communicantes, dont deux proviennent des deux derniers nerfs cervicaux, et le troisième du premier nerf dorsal. Exceptionnellement, il n'en reçoit que deux provenant alors du huitième nerf cervical et du premier nerf dorsal. Faisons remarquer en passant que le *ramus communicans*, issu du premier nerf dorsal, contient, d'après Madame Déjerine-Klumpke, les fibres dilatatrices de l'iris.

Les branches efférentes se divisent en quatre groupes : externes, ascendantes, internes et inférieures.

Les branches externes vont former un plexus autour de l'artère sous-clavière et forment autour des branches de cette dernière autant de plexus secondaires. Ces branches externes constituent les vaso-moteurs du membre supérieur. Les branches ascendantes, plus connues sous le nom de nerf vertébral, vont former un plexus autour de l'artère vertébrale et forment autour de ses branches autant de plexus secondaires. Mais ces rameaux vasculaires, vrais rameaux efférents du ganglion cervical inférieur, ne constituent pas tout le nerf vertébral. Il existe à côté d'eux un rameau spécial (quelquefois double) complètement étranger à l'innervation de l'artère vertébrale, lequel réunit le ganglion cervical moyen aux quatrième, cinquième, sixième et septième nerfs cervicaux. Ce rameau, comme le démontrent les recherches expérimentales de François Franck, constitue pour le ganglion cervical inférieur une véritable racine : c'est une série de rami communicantes, fusionnés ensemble ou simplement accollés. Des nerfs cervicaux, ci-dessus indiqués, les filets issus de ces rami communicantes se rendent au ganglion cervical inférieur et de là au cœur (nerfs accélérateurs) et jusque dans le foie.

Les branches internes s'enfoncent les unes dans le muscle long du cou, les autres s'en vont au nerf cardiaque moyen et au nerf récurrent. Les filets inférieurs se réunissent en un tronc commun, le nerf cardiaque inférieur.

CHAPITRE II

Considérations physiologiques

Nous savons que le système nerveux grand sympathique renferme des filets vaso-moteurs et secrétoires.

Pourfour du Petit, par la section du sympathique cervical, découvrit son action sur l'œil et sur la pupille. Après lui, Claude Bernard et Brown-Séquard démontrèrent et analysèrent son action vaso-motrice.

Au point de vue trophique, son action, quoique encore imparfaitement connue, semble pourtant démontrée par de nombreuses expériences.

En 1872, Brown-Séquard présente à la *Société de Biologie* deux cerveaux de cobayes atrophiés après section des sympathiques au cou dix-huit mois auparavant. Dans un cas de section unilatérale, l'atrophie était plus marquée du côté de la lésion.

En 1874, Vulpian observe une diminution du volume de l'œil, du nerf optique, de la bandelette optique et du tubercule quadrijumeau après section du sympathique chez un jeune cobaye.

En 1875, Dupuy répète les expériences de Brown-Séquard. Il constate une atrophie du cerveau et de l'œil, et l'existence de ces atrophies chez des cobayes nés de parents à sympathique sectionné.

En 1894, Arnaldo Angelucci, ayant fait l'extirpation du ganglion cervical supérieur chez de jeunes animaux, arrive aux conclusions suivantes :

« Chez les mammifères, c'est à dire chez les chiens, les chats, les lapins, les singes, l'arrachement du ganglion cervical supérieur du sympathique occasionne dans l'œil correspondant des symptômes momentanés de trouble fonctionnel. Des altérations permanentes dans la texture suivent ordinairement ces troubles.

« Le myosis qui survient après l'arrachement du ganglion cervical supérieur dure plus longtemps chez le chien et chez le chat que chez le lapin et le singe. Chez le chien nouveau-né, elle peut devenir permanente ; chez lui, l'ouverture palpébrale reste le plus souvent rétrécie, l'œil d'ordinaire rentre un peu dans l'orbite d'une manière stable.

« Chez les chiens nouveau-nés et chez les chats adultes on observe du côté de l'opération de l'alopécie de la face, de la dystrophie des os crâniens, un développement vicieux des dents.

« Chez les lapins et chez les singes adultes, ces phénomènes ne s'observent pas d'ordinaire. Chez les chiens nouveau-nés, l'arrachement du ganglion cervical supérieur occasionne un développement moindre dans les dimensions de la cornée et de la sclérotique, de sorte que le bulbe oculaire du côté opéré est rétréci d'environ un millimètre dans ses diamètres en comparaison de l'œil du côté intact.

« Chez les chiens nouveau-nés, chez les lapins jeunes et les chats adultes, longtemps après l'arrachement surviennent dans l'uvée des dystrophies appréciables caractérisées par de l'atrophie simple et de la sclérose, spécialement dans la texture de l'iris et de la choroïde. Dans l'iris des chiens nouveau-nés, la sclérose de la texture arrive à former de vastes plaques. Les vaisseaux sanguins veineux aussi bien qu'artériels se dilatent après l'arrachement ; à la dilatation s'associe un œdème périvasculaire.

« Longtemps après l'arrachement du ganglion cervical supérieur, on trouve les vaisseaux de l'uvée rétrécis dans leurs lumières et épaissis dans leurs parois, spécialement dans l'iris. Les vaisseaux de la rétine n'échappent pas intégralement aux troubles vaso-moteurs des premiers moments et il m'a semblé qu'ils ne se soustrayaient pas absolument à l'influence consécutive.

« Chez les animaux nouveaux-nés, la mutilation en question n'occasionne pas un arrêt de développement manifeste pour les éléments de la rétine. Toutes ses couches, et principalement celle des bâtonnets et des cônes qui est plus facile à contrôler, se sont montrées identiques à celles du côté sain. Chez les animaux adultes je n'ai jamais observé non plus dans la rétine des dystrophies appréciables. La vision du côté de l'expérience ne m'a pas semblé diminuée, autant que ce contrôle est possible chez les animaux.

« Cela me fait supposer que les textures de la rétine présentent une résistance spéciale aux troubles vasculaires puisque j'ai observé aussi dans la section de la cinquième paire que tandis que de sérieux troubles circulatoires se produisent dans la rétine, celle-ci se maintient d'aspect normal à un moment où les autres éléments endoculaires présentent de fortes altérations.

« La tension endoculaire du côté opéré n'a jamais présenté de diminution sensible.

« Je ne sais si une vie plus longue que celle dont jouissent les animaux sur lesquels j'ai expérimenté aurait amené dans l'œil privé de communication avec le sympathique cervical des troubles trophiques plus accentués. Toutefois, l'expérience de Vulpian le laisse supposer.

« Il résulte donc avec évidence des expériences de Vulpian et des miennes que le cordon sympathique cervical exerce sur l'œil un pouvoir trophique. »

En 1897, Morat et Doyon observent des troubles trophiques de l'œil, et en particulier une cataracte molle avec adhérence de l'iris, consécutifs à une sympathectomie chez un lapin.

En 1899, Floresco, par la section double du sympathique cervical, arrive aux conclusions suivantes :

1° Le foie, les glandes sous-maxillaires, les reins se développent normalement.

2° Le corps thyroïde, les capsules surrénales accusent une hypertrophie légère.

3° L'appareil digestif, l'appareil respiratoire, le cœur, les organes génitaux se développent plus que chez l'animal normal.

4° La peau, le système musculaire, le système nerveux central, l'œil et probablement le système osseux subissent un arrêt de développement.

Cette influence sur le poids des organes, est surtout nette dans les cas de résection.

CHAPITRE III

Exposé historique. — Théorie du trijumeau. — Théorie du sympathique. — Rapport entre l'hémiatrophie cervico-faciale et les lésions du ganglion cervical inférieur.

L'hémiatrophie faciale observée tout d'abord sans commentaires par Parry, en 1825, décrite dans la thèse de Bergson, élève de Romberg, en 1837, fut tout d'abord considérée par Romberg comme une trophonévrose d'où le nom de trophonévrose faciale qu'il donna à cette maladie. En 1870, Bitot de Bordeaux et Lande n'y virent qu'une aplasie lamineuse et repoussèrent l'origine nerveuse de l'affection. Cette théorie, d'ailleurs fondée sur des constatations inexactes (le tissu conjonctif dans cette affection n'étant pas seul susceptible d'atrophie), fut cependant admise par Gintrac dans son article du nouveau dictionnaire de médecine et chirurgie pratiques. Mais s'il était presque impossible de nier l'origine nerveuse de l'affection, il faut avouer que l'idée de trophonévrose admise ensuite par Samuel, Frémy, Troisier, Courtet et d'autres encore était plutôt l'énoncé d'une constatation de fait que l'explication de cette constatation.

Les cliniciens qui se sont plus récemment occupés de l'hémiatrophie faciale et en ont interprété la pathogénie, peuvent être divisés en deux groupes. Pour la plupart, cette atrophie s'explique bien par une affection du trijumeau; pour les autres, vu les troubles secrétoires et vaso-moteurs dont elle est assez régulièrement accompagnée, cette affection ne s'expliquerait que par une lésion du système nerveux sympathique.

Ainsi que le fait remarquer le professeur Popoff, de Varsovie, lorsqu'on examine ce qui a été publié jusqu'à présent à ce sujet, ce qui appelle tout d'abord l'attention, c'est une catégorie assez vaste d'observations où le processus atrophique s'est déclaré après un facteur étiologique véhément (infection ou traumatisme) et où il est resté limité rigoureusement à une région innervée par une ou plusieurs branches du trijumeau. A cette catégorie se rattache, par exemple, le cas rapporté par Bechtereff concernant une jeune fille de onze ans qui s'était heurté le front contre une barre de fer et chez laquelle son entourage remarqua dans la suite la chute des cheveux et des phénomènes atrophiques le long du nerf sus-orbitaire. A l'examen on constatait un point douloureux au niveau du trou sus-orbitaire.

Dans certaines observations, il y a non seulement des troubles trophiques mais aussi des troubles de la sensibilité. Ainsi, Romberg relate le cas d'une malade chez laquelle, après une contusion de la région pariétale gauche, se manifestèrent des douleurs violentes accompagnées de chute de cheveux; ensuite apparut un amaigrissement très limité de la face. La partie atrophiée occupait, en forme d'une gouttière large de six millimètres, toute l'étendue à partir du bord supérieur de l'orbite gauche, jusqu'à la suture lambdoïde le long du nerf sus-orbitaire.

Dans le cas de Kolaczek nous avons aussi de l'atrophie, de la douleur et une diminution de la sensibilité le long du nerf contusionné. Les observations de Panas, de Hitzig, de Bannister, de Berger, de Banham, de Goffsieieff et plusieurs autres ont un caractère tout à fait analogue.

Virchow rapporte le cas d'une malade atteinte d'hémiatrophie faciale qui relevait, d'après lui, d'une névrite du trijumeau. Cette dernière pouvait reconnaître pour étiologie probable un érysipèle et une contusion de la face. La malade mourut d'une maladie accidentelle. Mendel examina son système nerveux et constata une névrite interstitielle proliférante du trijumeau et en même temps une diminution du nombre des cellules de la substance ferrugineuse du côté affecté.

Ce dernier fait nous autorise à ne pas exclure, dans

le cas cité, la possibilité d'une origine centrale de la maladie. (D'après plusieurs anatomistes, les cellules mentionnées seraient des centres trophiques). (POPOFF.)

Homen a publié une observation très intéressante et d'une importance d'autant plus grande qu'elle a pu être complétée par des données anatomo-pathologiques. Chez sa malade, dans le cours de quelques semaines, se produisit une hémiatrophie de la face et de la langue accompagnée d'anesthésie de la région affectée et de paralysie des nerfs oculo-moteurs. A l'autopsie, il trouva une tumeur de la dure-mère comprimant le ganglion de Gasser, les branches du trijumeau et en partie les nerfs oculo-moteurs. L'examen microscopique des nerfs craniens révéla des phénomènes de dégénérescence très marqués dans toutes les branches de la cinquième paire et plus faibles dans les troisieme, quatrième, sixième et huitième paires.

« On ne saurait presque douter que dans tous ces cas il ne s'agisse d'une affection périphérique intéressant une ou plusieurs branches du trijumeau. »

(POPOFF.)

Gulland observa une hémiatrophie faciale bien délimitée chez une petite fille de 7 ans. La fillette, de bonne santé habituelle, avait eu quelques troubles gastriques avec fièvre. On s'aperçut un jour que l'œil gauche semblait plus grand que le droit. Dix mois après ce début on notait : Etat général excellent ; l'atrophie siégeant sur le côté gauche de la face est limitée comme suit : en avant, par une ligne verticale bien définie allant de la glabelle à la suture coronale en arrière; en bas, l'atrophie cessait à l'arcade zygomatique; latéralement, les limites étaient moins nettes; la peau de la région atteinte était molle, transparente, luisante; celle de la paupière supérieure était injectée. Les cheveux de la région malade étaient minces et rares, la ténuité de ceux-ci s'arrêtait à la suture coronale. Les tissus sous-cutanés et graisseux étaient atrophiés; la paupière supérieure plus ténue laissait le globe oculaire gauche plus découvert que le droit, l'œil était un peu enfoncé dans l'orbite, l'aile gauche du nez était aplatie, les os frontal et propres du nez atrophiés. L'auteur fait remarquer qu'ordinairement la maladie commence sur la joue ou le menton par des plaques d'atrophie qui s'étendent peu à peu; dans son cas il admet une lésion périphérique (névrite) de la première branche du trijumeau. Les troubles trophiques ne furent accompagnés d'aucun trouble de la sensibilité.

Behrend décrit également un cas d'hémiatrophie faciale chez une jeune fille de 12 ans, ayant débuté après une grippe grave que la malade eut à 10 ans. La maladie commença par une névralgie de la cinquième paire qui dura six semaines. L'atrophie était limitée aux parties innervées par les premier et deuxième rameaux de la cinquième paire gauche. L'auteur reconnaît dans le cas qu'il rapporte un témoignage confirmatif de la théorie d'après laquelle l'hémiatrophie faciale progressive est due à une lésion du trijumeau. Baerwald observa un homme de 26 ans, sans antécédents pathologiques, qui fut pris en 1882 d'une angine avec tuméfaction de la glande sous-maxillaire. Immédiatement après, apparition d'une hémiatrophie faciale gauche qui augmenta jusqu'en 1890, pour rester stationnaire depuis. Actuellement, l'atrophie porte sur la région malaire, la lèvre inférieure, le menton et le nez. Les os de la face et de la mâchoire inférieure présentent un arrêt de développement ; les massétors et les temporaux du côté malade ainsi que les deux tiers postérieurs de la langue sont atrophiés ; les cheveux et la moustache sont diminués de nombre et de longueur. Pas de troubles secrétoires. La réaction électrique est un peu plus forte du côté malade. L'intérêt de l'observation, dit l'auteur, réside dans l'apparition de la maladie chez un homme bien portant à la suite d'une angine. Il rapproche ce cas de celui de Mendel, que nous avons relaté plus haut et se demande s'il ne s'agit pas ici d'une hémiatrophie due à une névrite périphérique du trijumeau, d'origine infectieuse consécutive à une angine.

Dans tous les cas que nous avons examinés jusqu'à présent, il est possible, et, dans quelques-uns même, très vraisemblable, que ces atrophies sont fonction d'une lésion du trijumeau, lésion qui peut intéresser telle ou telle branche et qui produit des atrophies ne s'étendant pas au delà de la zone d'innervation de ces filets nerveux.

Mais dans ces cas mêmes, et bien que l'hémiatrophie soit en rapport avec les branches de distribution du trijumeau, il n'est pas démontré qu'il faille incriminer plutôt le trijumeau lui-même que les fibres sympathiques qu'il contient et dont la lésion peut atteindre un territoire qui se superpose avec le territoire de distribution des branches du trijumeau, car nous savons, depuis les expériences de Dastre et Morat, que le trijumeau reçoit des fibres sympathiques et que le ganglion de Gasser en est le point de convergence avant leur distribution dans les différentes branches du nerf de la V° paire.

A côté de ces cas dans lesquels l'atrophie n'atteint qu'un territoire très limité de la face, nous en avons d'autres dans lesquels elle s'étend à une moitié complète de la face et du cou (Obs. IV et VI) même à une moitié de la face, du cou, de la partie supérieure du thorax et du bras (Observation III). Il y a donc une différence à établir. A notre avis, la dénomination d'hémiatrophie faciale devrait être réservée aux cas où le syndrome atrophie s'étend à toute la moitié de la face. Jusqu'à présent, en effet, nous voyons tous les cas d'atrophie atteignant une partie seulement de la face et les cas d'atrophie complète d'une moitié de face et même du cou être désignés indistinctement sous le nom d'hémiatrophie faciale.

Cette confusion explique les divergences que nous constatons dans l'interprétation de la pathogénie. Il est bien évident, en effet, que dans nos Observations III et IV, on ne saurait songer à une lésion du trijumeau pour expliquer ces atrophies d'une moitié complète de la face et s'étendant sur le cou jusqu'à la clavicule, c'est à dire à une région qui n'est pas innervée par la cinquième paire.

Plusieurs observateurs ont signalé des hémiatrophies faciales en coïncidence avec des troubles d'origine sympathique.

Brunner a observé un cas d'hémiatrophie faciale gauche dans lequel la pupille du côté affecté était dilatée et d'une réaction lente, la conjonctive était pâle, la sécrétion des larmes et de la sueur diminuée. L'oreille gauche, plus froide au toucher, était aussi atrophiée, et la température dans le conduit auditif externe était plus basse de presque 1 degré relativement au côté droit. La pression exercée sur le ganglion cervical supérieur gauche causait de la douleur.

Friedenthal a publié le cas d'une fille de 14 ans atteinte d'atrophie faciale droite où il constata ce qui suit : pupille droite dilatée, température abaissée du côté affecté de la face et sensibilité à la pression sur les ganglions cervicaux du sympathique droit.

Chez un malade de Guttmann, on nota d'abord la pâleur d'une moitié de la face et bientôt des phénomènes atrophiques. Autre fait traduisant le caractère vaso-moteur de l'affection : quelles que fussent les conditions pouvant provoquer l'hypérémie de la face, cette dernière ne s'observait que du côté opposé à l'affection, le côté affecté restant pâle et sec.

Dans certaines des observations que nous relatons, nous voyons de même l'hémiatrophie faciale survenir à la suite de troubles indiquant une lésion du sympathique cervical que nous pouvons du reste localiser au ganglion cervical inférieur.

Nous constatons en effet dans l'Observation de Seeligmuller (Observation II) qu'un lieutenant ayant reçu sur le chef claviculaire du sterno-mastoïdien gauche une balle de chassepot, (laquelle ressortit au niveau et un peu à gauche de la quatrième vertèbre dorsale) éprouva immédiatement des crachements de sang — indice d'une lésion pulmonaire — et une paralysie totale du bras gauche — indice d'une lésion du plexus brachial —. Consécutivement il se développa de l'hémiatrophie faciale du côté correspondant avec troubles oculo-pupillaires. En sorte que neuf mois après sa blessure, ce malade présentait : 1° du rétrécissement de la pupille et de l'ouverture palpébrale du côté gauche ; 2° une hémiatrophie faciale du côté correspondant ; 3° une paralysie motrice qui s'est limitée peu à peu à la sphère des muscles innervés par le cubital ; et 4° une anesthésie en bande étendue sur le bord cubital de la main et du bras correspondants depuis les 3 derniers doigts jusqu'au creux de l'aisselle. Cette anesthésie en bande et cette paralysie motrice ainsi localisées témoignent évidemment d'une paralysie des racines les plus inférieures du plexus brachial. Il s'agissait donc d'une paralysie dite radiculaire atteignant sûrement le premier nerf dorsal d'où partent les fibres irido-dilatatrices et très probablement aussi le huitième cervical. Or, une balle lésant le poumon qui est situé immédiatement au-dessus du ganglion cervical inférieur et l'origine radiculaire du plexus brachial qui se trouve immédiatement au-dessus et à peine en dehors devait à peu près forcément atteindre le ganglion cervical inférieur lui-même.

Seeligmuller, publiant son observation dans un temps où l'on ne connaissait pas les symptômes cliniques des paralysies radiculaires, ne pouvait évidemment pas l'interpréter. Cette observation est néanmoins précieuse pour nous, puisqu'elle nous permet de conclure d'une façon presque mathématique à la lésion du ganglion cervical inférieur.

Le même auteur avait déjà été frappé par un cas présentant quelques analogies et dont nous reproduisons l'observation (Observation I). Il s'agit d'un enfant, qui à la suite d'une fracture de la clavicule droite et d'une fracture du col de l'omoplate droite, produites toutes deux pendant l'accouchement, avait eu une paralysie du bras droit et consécutivement une hémiatrophie faciale avec rétrécissement de la pupille et de l'ouverture palpébrale du côté correspondant. Ces deux derniers symptômes ne nous permettent pas de douter de la lésion du sympathique, quoique celle-ci soit plus difficile à localiser rigoureusement que dans le cas précédent. Il n'y aurait toutefois rien d'exagéré de supposer qu'un fragment de la clavicule en se déplaçant ait pu léser le sympathique au niveau du dôme pleural, c'est à dire, près du ganglion sympathique cervical inférieur.

A côté de ces cas reconnaissant pour cause initiale un traumatisme, nous en avons d'autres ressortissant à l'extension au ganglion cervical inférieur d'un processus inflammatoire de voisinage. Les Observations III, IV, V et VI nous montrent l'hémiatrophie faciale survenant à la suite de tuberculose pleuro-pulmonaire du sommet du poumon correspondant.

Dans l'observation III, nous voyons une femme de 36 ans présenter des lésions pleuro-pulmonaires (avec schéma de Gancher n° 3) au poumon gauche et spécialement au sommet de ce dernier. Cette poussée aiguë dura une vingtaine de jours, et au bout de ce temps la malade s'aperçut elle-même que sa joue gauche s'était amaigrie par rapport à la droite. Cette atrophie gagna en étendue et ne tarda pas à envahir le contenu de la cavité orbitaire, la fosse temporale et la moitié gauche du cou. En même temps apparaissaient des troubles dans la sécrétion sudorale et la peau était plus sèche que celle du côté opposé. Cette sécheresse locale de la peau ne fit que s'accentuer par la suite à tel point que ni la grande chaleur, ni les exercices les plus violents ne provoquaient l'apparition de la sueur sur ce côté de la face. L'Observation IV est relative à une jeune fille qui, à l'âge de 23 ans, eut une poussée pleuro-pulmonaire très fébrile d'emblée et localisée sur le sommet du poumon gauche. En même temps la malade commença à éprouver de violentes douleurs névralgiques dans la moitié gauche de la face et du cou. Au moment des crises, la peau devenait rouge et chaude, l'œil gauche secrétait abondamment, la moitié gauche de la bouche se remplissait d'une salive abondante et visqueuse. Elle présentait aussi par moment des crises d'accélération cardiaque. On observait du refroidissement, de la cyanose et de l'hyperhidose des membres supérieurs. En même temps se manifestait une hémiatrophie cervico-faciale gauche.

Nous voyons donc dans ces deux cas l'affection débuter de la même façon par une poussée de tuberculose pleuro-pulmonaire du sommet. Consécutivement le système nerveux sympathique est atteint, ainsi que l'indiquent les troubles de la sécrétion sudorale dans l'Observation III, les troubles vasomoteurs, secrétoires, cardiaques, dans l'Observation IV. Il n'est pas jusqu'aux accès de douleurs névralgiques qu'a présentés notre deuxième malade qui ne puissent s'expliquer très bien dans l'hypothèse d'une lésion du sympathique, aujourd'hui surtout qu'on commence à soupçonner son rôle dans les névralgies.

Mais à quel point du sympathique cervical doit se produire la lésion ? Le rapport du ganglion cervical inférieur et du dôme pleural, rapport sur lequel nous avons longuement insisté, va nous servir à élucider cette question. Dans les cas de poussées de tuberculose pleuro-pulmonaire avec schéma n° 3 de Grancher, il est facile de comprendre que l'épaississement de la plèvre puisse former une coque qui étrangle le ganglion cervical inférieur. C'est même ce que l'autopsie a pleinement vérifié.

Examinons, en effet, l'observation du Dr Jacquet. Ce malade, âgé de 60 ans, présentait une hémiatrophie faciale s'étendant à toute la moitié droite de la face. Pas de troubles de la sensibilité, tandis que le côté gauche de la face présentait de l'éphidrose et de l'hémiérythrose ; du côté droit, au contraire, la sécrétion sudorale ne se produisait que très difficilement ; la pupille droite était plus dilatée que la pupille gauche. Symptômes qui témoignent bien d'une affection du sympathique cervical. En même temps, on constatait au sommet droit des signes d'anciennes lésions tuberculeuses. Ce qui conduisit le Dr Jacquet à affirmer du vivant du malade la destruction du ganglion cervical inférieur. L'autopsie, du reste, lui donna entièrement raison. En effet, à l'ouverture du thorax, il constata que le poumon droit était recouvert d'une cellulite pleurale filamenteuse qui se détachait assez aisément jusqu'au sommet. Là, au contraire, on se trouvait en présence d'un épaississement énorme de la plèvre formant une coque adhérente fibroïde de 1 cent. 1/2 d'épaisseur et dans cette gangue était enserré le ganglion cervical inférieur qu'il fut impossible de dégager.

De ces trois cas nous rapprochons l'Observation VI très importante au point de vue étiologique, puisque là encore nous voyons l'hémiatrophie faciale coexister avec des lésions pleuro-pulmonaires du sommet correspondant. Dans les antécédents de ce malade, nous trouvons à l'âge de 20 ans, et concomitamment, un abcès d'origine osseuse de la région trochantérienne droite et une bronchite, sur la nature desquels les renseignements du malade lui-même nous éclairent un peu. Il semble bien en effet que ces deux affections aient été les premières manifestations d'une bacillose. Du reste nous retrouvons actuellement les stigmates de cette affection au sommet du poumon gauche qui présente et d'une façon très nette le schéma 3 de Grancher, indice de lésions pleuro-pulmonaires; tandis que le sommet droit est resté indemne. Il y a trois ans, ce malade a vu débuter une atrophie de la moitié gauche de la face, qui augmenta ensuite insensiblement et qui actuellement est très nette dans la région sous-maxillaire, sur la branche horizontale du maxillaire inférieur et au cou. Remarquons toutefois qu'en l'absence de troubles vaso-moteurs, pupillaires et sécrétoires, il existe du ptosis de la paupière supérieure gauche, qui semble bien encore indiquer une lésion du sympathique cervical.

De la concomitance de l'hémiatrophie faciale avec des lésions pleuro-pulmonaires du sommet correspondant, du synchronisme de début de ces deux ordres de phénomènes, de la nature essentiellement sympathique des troubles vaso-moteurs et secrétoires qui accompagnent nos cas d'hémiatrophie, nous concluons que la lésion du ganglion cervical inférieur peut seule expliquer les phénomènes que nous avons observés. Et cette pathogénie n'est pas une simple hypothèse. Elle est devenue, grâce à M. le Dr Jacquet, un fait anatomo-pathologique. A ce propos faisons remarquer que M. le Dr Jacquet, reconnaissant cette pathogénie, disait dans une note annexée à un mémoire intitulé : *Nature et traitement de la pelade* et paru dans le numéro d'août 1900 des *Annales de dermatologie*, p. 713 :

« Je suis même sûr, autant qu'il est possible, qu'une lésion même très profonde et très ancienne de l'un des sympathiques est impuissante à elle seule à créer la pelade ou seulement un trouble pilaire. Chez un malade de mon service atteint d'hémiatrophie faciale droite et d'éphidrose faciale gauche avec érythème et télangiectasie gauches, j'ai annoncé la destruction du ganglion cervical inférieur droit et des premiers ganglions thoraciques droits par une symphyse pleurale ancienne, provoquée par des lésions tuberculeuses modérées, et la lésion moindre des ganglions nerveux gauches par des lésions analogues, mais atténuées et récentes.

« L'autopsie (mai 1900) a vérifié de façon complète ces prévisions. Les ganglions droits ont disparu, englobés dans une coque fibreuse de plus d'un centimètre d'épaisseur et remontant à de longues années. Or, il m'a été impossible de noter à l'œil nu le moindre trouble pilaire du côté droit ou gauche. »

En plus des cas d'hémiatrophie faciale par névrite interstitielle du trijumeau, Nothnagel admet une hémiatrophie faciale par lésion du ganglion sympathique cervical supérieur par lequel passent toutes les fibres vaso-motrices de la région faciale. La première de ces interprétations nous semble relative à cette catégorie de cas que nous avons examinés en premier lieu et dans lesquels l'atrophie reste limitée au territoire innervé par une ou plusieurs branches du trijumeau. Or, nous avons dit plus haut, et nous n'y reviendrons pas, qu'on ne pouvait pas affirmer qu'il ne s'agisse même dans cette catégorie de cas d'une lésion au sein du trijumeau des fibres que le grand sympathique envoie à ce nerf. Il pourrait s'agir encore au surplus de lésions de fibres issues directement du cerveau.

Dans la deuxième pathogénie qu'il invoque, Nothnagel reconnait bien une lésion du sympathique, mais la localise dans le ganglion cervical supérieur. Au premier abord, il semble qu'il y ait contradiction absolue entre l'opinion de Nothnagel et la nôtre. En réalité, cette divergence est plus apparente que réelle : « Les origines du sympathique cervical, dit Testut, se trouvent dans la partie supérieure de la moelle thoracique jusqu'à la cinquième paire dorsale. Ces nerfs sortent par les racines antérieures correspondantes (Budge et Waller, Cl. Bernard, Dastre et Morat) ; ils atteignent successivement la chaîne au niveau de ses ganglions, remontent dans le cordon cervical jusqu'à son ganglion supérieur, suivent l'anastomose, qui de ce dernier va au ganglion de Gasser et se distribuent par les branches de ce nerf à l'iris, aux vaisseaux, aux glandes de la tête. »

D'après ce que nous venons de dire du trajet des fibres sympathiques qui partent de la moelle pour se distribuer à la face et au cou, il est facile de concevoir que ces fibres puissent être lésées en différents points de ce même trajet et notamment au niveau des ganglions supérieur et inférieur qui sont les lieux de relaix et de passage les plus étendus et les plus importants de ces fibres. Cependant, il ne semble pas que le ganglion cervical supérieur soit très fréquemment lésé ; il ne peut guère être intéressé que par un traumatisme ou par la propagation d'une inflammation de voisinage. Nous ne connaissons d'ailleurs que le cas d'Eulenburg et Guttmann où cette pathogénie puisse être à peu près certainement invoquée. Il s'agissait d'une hémiatrophie faciale droite qui avait succédé à une blessure par coup d'arme à feu. La balle avait pénétré dans la région droite du cou à la hauteur de l'angle du maxillaire inférieur. De même dans les cas d'hémiatrophie faciale cités par Brunner et Friedenthal, la pression au niveau du ganglion cervical supérieur était douloureuse. Si donc nous concevons comme possible la production de l'hémiatrophie faciale par lésion du ganglion cervical supérieur, nous croyons, d'autre part, que cette pathogénie ne doit pas être très fréquente. Nous considérons, comme beaucoup plus nombreux, les cas d'hémiatrophie cervico-faciale par lésion du ganglion cervical inférieur.

En effet, de par sa situation et ses rapports anatomiques et surtout de par son voisinage avec le dôme pleural, ce ganglion est exposé, à l'inverse du ganglion cervical supérieur, à être englobé dans le processus de pachypleurite tuberculeuse dont le sommet du poumon peut être si souvent le siège.

Les observations de Seeligmüller nous montrent bien, il est vrai, que le ganglion peut être intéressé par un traumatisme. Mais dans l'étiologie de l'hémiatrophie faciale par lésion du ganglion cervical inférieur, le facteur traumatisme ne nous paraît avoir qu'une médiocre importance et pour nous la vraie cause importante, celle que nous voyons en œuvre dans toutes nos observations personnelles, c'est la lésion de ce même ganglion, par extension d'un processus de pachypleurite tuberculeuse de voisinage. De plus, la lésion du seul ganglion cervical supérieur ne pourrait pas expliquer un certain nombre de symptômes présentés par deux de nos malades. Chez l'une (Observation III) en particulier, nous voyons l'hémiatrophie s'étendre à la face, au cou, au bras du côté correspondant, et même à la partie supérieure du thorax jusqu'au niveau du mamelon, toutes régions auxquelles le ganglion cervical supérieur ne fournit pas de rameaux efférents.

Chez une autre de nos malades (Observation IV), il existait des troubles vaso-moteurs et sécrétoires aux membres supérieurs. Or, nous savons que le ganglion cervical inférieur fournit des fibres à l'artère sous-clavière.

D'autre part, nos cas d'hémiatrophie faciale étant survenus en concomitance avec des lésions pleuro-pulmonaires du sommet correspondant, il est absolument rationnel de supposer que le sympathique cervical a été atteint au niveau du ganglion inférieur.

Comment la lésion du sympathique cervical arrive-t-elle à produire de l'hémiatrophie faciale? Sur ce point les avis sont partagés. M. le professeur Jaboulay qui a pratiqué fréquemment des interventions sur le sympathique cervical déclare qu'en chirurgie humaine ni la section, ni la résection même étendue de la chaine sympathique au cou n'amènent de l'hémiatrophie faciale. L'éminent chirurgien, dont l'autorité est grande en la matière, est d'avis que pour interpréter nos faits il faut faire appel à la notion de névrite du sympathique ou d'inflammation ganglionnaire. On sait d'ailleurs que la névrite peut amener des troubles que n'engendrent ni la section, ni la résection aseptiques d'un nerf.

Dans nos observations personnelles il s'agissait toujours de l'extension au ganglion cervical inférieur d'un processus inflammatoire de voisinage. Nos cas rentreraient ainsi dans la théorie de M. Jaboulay.

Cependant il ne faut pas oublier que, si on peut objecter aux physiologistes de la période préantiseptique l'infection possible des nerfs sympathiques ou des ganglions sur lesquels ils ont opéré et pu amener conséquemment des complications inflammatoires, ces objections ne sont plus applicables aux physiologistes actuels qui opèrent aseptiquement tout de même que les chirurgiens. Or, un certain nombre d'entre eux dont nous avons cité préalablement les expériences, ont vu nettement des troubles trophiques survenir à la suite de la section et de la résection du sympathique cervical.

Faisons remarquer cependant que, si les chirurgiens ont surtout pratiqué la section et la résection du sympathique cervical chez des sujets adultes, les physiologistes ont opéré chez des animaux jeunes et en voie de développement. Or, l'hémiatrophie faciale humaine est une affection qui débute surtout dans le jeune âge.

Quoi qu'il en soit, cette question doit rester pour le moment pendante jusqu'à ce que de nouvelles recherches viennent complètement l'élucider.

OBSERVATION I

(DU Dr SEELIGMULLER)

Sur des affections du sympathique en connexion avec des lésions du plexus brachial

Le 30 juin de cette année, M. le professeur Richard Volkmann m'adressa, pour le soumettre à un traitement électrique, un enfant de neuf mois, avec ce diagnostic : paralysie du bras droit consécutive à une fracture du col de l'omoplate et une fracture de la clavicule pendant l'accouchement. L'enfant, fort, vigoureux et très développé pour son âge, était apparemment venu au monde tout à fait sain. Impossible d'avoir des détails plus circonstanciés sur l'accouchement. Quelques jours après la naissance, l'attention fut appelée sur la façon particulière dont l'enfant tenait le bras droit et sur l'immobilité de ce dernier. Un praticien mandé diagnostiqua une luxation de l'épaule. A mesure que l'enfant grandissait, la paralysie du bras droit devenait toujours de plus en plus évidente. Quand il me fut amené pour la première fois, fin juin, je pus me convaincre qu'entre le corps de l'omoplate et la tête de l'humérus existait un fragment d'os mobile, le fragment articulaire brisé de l'épaule. De même un racourcissement d'ailleurs insignifiant de la clavicule droite, ainsi qu'un épaississement localisé à peu près dans son milieu, faisaient conclure à une ancienne fracture de la clavicule. Le bras droit, débarrassé d'un bandage en cuir qui devait rectifier sa position, pendait tout à fait inerte le long du tronc et légèrement fléchi au niveau de l'articulation du coude. On ne pouvait ni voir ni sentir d'espace vide entre l'acromion et l'humérus. L'unique mouvement que fasse le petit malade avec son bras droit, est un léger mouvement d'élévation de celui-ci au niveau de l'articulation de l'épaule. En même temps que ce mouvement d'élévation se produit, le bras se met en rotation interne plus que lorsqu'il pend naturellement au repos; et il est aussi porté généralement en adduction parce que l'enfant a l'habitude de rapprocher le bras de la bouche et de toucher, avec les machoires, la peau de la partie supérieure du bras. Les doigts se trouvent continuellement dans une position légèrement fléchie, on n'a jamais remarqué qu'il s'y produise quelquefois des mouvements.

Il faut spécialement mettre en évidence que le bras droit paralysé est tout à fait aussi volumineux que le gauche. Il n'est pas resté en arrière de ce dernier au point de vue de la croissance en longueur. La peau et les ongles montrent des rapports normaux. Au toucher, sa température n'est pas essentiellement différente de celle du bras gauche. Il résulte de l'examen avec le courant interrompu, que les muscles de l'avant-bras droit, du côté de l'extension, de même que les interosseux, ne réagissent pas même à de très forts courants. Du côté de la flexion, la réaction musculaire est considérablement diminuée. Il en est de même, bien qu'à un degré moindre, de la réaction des muscles du bras.

Par contre, les muscles de l'épaule, en particulier le trapèze et le deltoïde réagissent d'une façon normale. Au moyen d'un courant continu on ne peut observer aucune contraction dans les muscles de l'avant-bras du côté de la flexion. Tout à fait frappante est l'analgésie complète de tout l'avant-bras jusqu'au niveau de l'articulation du coude. Le petit malade supporte le plus fort courant secondaire d'induction sur les deux côtés de l'avant-bras droit et sur les deux faces de la main, de même qu'à l'extrémité des doigts sans faire aucune grimace, bien qu'on tire continuellement des étincelles visibles, au lieu qu'il pleure violemment dès qu'un courant beaucoup plus faible est appliqué dans la région du deltoïde ou sur l'épaule.

L'ensemble de ces symptômes rappelle ceux qui existent habituellement dans les paralysies traumatiques semblables du membre supérieur. Mais, dès que je vis l'enfant pour la première fois, je fus frappé immédiatement des différences essentielles que l'œil droit présentait avec le gauche. Tout d'abord, la partie du globe droit de l'œil qui est d'habitude visible à travers l'ouverture palpébrale, est, d'une façon frappante, plus petite que celle de l'œil gauche. Une mensuration comparative pratiquée ultérieurement avec le compas pendant que l'enfant dormait, ne donna pas la plus petite différence de longueur entre les deux ouvertures palpébrales. Par contre, on pouvait constater, au premier coup d'œil (une mensuration exacte n'étant guère praticable), une différence importante, les deux yeux étant ouverts, du plus grand diamètre vertical de l'ouverture palpébrale aux dépens de celle du côté droit. L'œil droit, qui paraissait comme rapetissé, donnait à cet enfant toujours joyeux et très vif, une expression coquine.

De plus, il saute aux yeux immédiatement, que la pupille droite est au moins de moitié plus petite que la gauche, laquelle présente une dimension normale. Certains jours, la pupille droite est contractée jusqu'à la grosseur d'une tête d'épingle un peu grande. La pupille droite réagit à la lumière au si bien que la gauche.

Quand on pince la peau au niveau du dos ou dans d'autres régions du corps, on ne remarque aucune modification de grandeur de la pupille.

De moindre importance me parut être ce fait que l'iris de l'œil droit est d'un bleu clair, tandis que celui de l'œil gauche est d'un brun gris. En nous renseignant auprès des parents, nous apprenons que l'œil droit a été, depuis la naissance, plus petit que le gauche. Une sœur du père a également les deux iris différemment colorés.

On n'avait pas observé plus tôt et je ne pouvais pas le constater au moment où j'examinais l'enfant, de différence entre la moitié droite et la moitié gauche du visage, ni entre les deux oreilles, au point de vue de l'injection vasculaire de la peau ou au point de vue de la température. Par contre, une atrophie de la moitié droite du visage, atrophie insignifiante mais pourtant évidente, se montra au cours de la maladie; je n'ai pu cependant établir, d'une façon certaine, que le globe de l'œil droit fut également plus petit que le gauche.

Faisons remarquer que vers la fin d'un traitement de plusieurs semaines, avec des courants tour à tour continus et interrompus, j'ai constaté, parfois, des mouvements des doigts, et spécialement de l'indicateur. Après qu'on eut ensuite faradisé l'enfant dans sa famille, il pouvait, vers la fin de novembre de la même année, beaucoup mieux élever son bras sur l'épaule. La position de celui-ci était plus normale, la rotation en dedans était moindre et le bras droit était aussi plus plein que le gauche. Il était frappant que la pupille droite était positivement moins rétrécie que trois mois auparavant.

P. S. datant du 22 juin 1870.

En mai de cette année, j'ai revu l'enfant.

Amélioration remarquable de la paralysie motrice et sensitive. L'enfant tient ferme une canne qu'on a placée dans sa main, pourtant il ne peut pas encore la saisir de lui-même.

La différence des deux pupilles est restée la même, ainsi que l'atrophie de la moitié droite du visage.

OBSERVATION II

(DU Dr SEELIGMULLER)

Paralysie du sympathique avec paralysie du plexus brachial par coups d'arme à feu

Aux deux cas d'affection du sympathique en connexion avec une lésion du plexus brachial que j'ai fait connaitre dans le n° 26 de l'année 1870, de cette semaine, est venu s'ajouter en juin de cette année un troisième qui ne le cède pas en intérêt aux deux autres.

Le lieutenant T..., âgé de 25 ans, fut blessé à l'épaule gauche à la bataille de Beaumont, le 30 août 1870. La balle de chassepot vint de bas en haut, pendant que le lieutenant se trouvait sur une colline qui fut attaquée par les Français. Voici le trajet remarquable que suivit la balle. L'orifice d'entrée, aujourd'hui (9 juin 1871) cicatrisée, se trouve sur la portion claviculaire du sterno-cléido-mastoïdien gauche à 3 centimètres au-dessus du bord supérieur de la clavicule. En dedans et tout près on sent nettement battre la carotide gauche. L'orifice de sortie également cicatrisé se trouve à gauche et près de l'apophyse épineuse de la 4e vertèbre thoracique. La balle a traversé le col et la cravate. Pendant la suppuration, aucune de ces pièces de vêtements n'est venue apparaître à l'extérieur. L'orifice d'entrée fut guéri au bout de 6 semaines et l'orifice de sortie au bout de 11 semaines. Immédiatement après la blessure, le bras gauche tomba paralysé et sans force. Le malade éprouvait un sentiment de grande pesanteur dans ce bras et ne pouvait l'élever volontairement. Il ressentait une douleur sur le trajet du nerf cubital, spécialement depuis le coude jusqu'à la main. Il éprouve encore aujourd'hui une sensation d'engourdissement et de fourmillement qui va jusqu'à une douleur véritable sous l'influence d'un léger choc ou d'une légère pression, à telle enseigne que le malade, s'il se trouve par exemple en chemin de fer, ne peut supporter que son bras soit touché par les habits de ses voisins. En outre, il ressentait, au début, une douleur à l'orifice de sortie de la balle. Cette douleur manque actuellement mais, à la place, il éprouve encore aujourd'hui, de temps à autre, une sensation de fourmillements dès qu'on lui frôle légèrement la peau en allant de gauche à droite de la région du pli postérieur de l'épaule vers le mamelon.

Déjà, sur le lieu de pansement, le blessé commença à cracher du sang; cela dura environ huit jours; le malade pouvait se coucher seulement sur le côté droit et pas du tout sur le dos ou le côté gauche.

Le 8 juin 1871 (soit neuf mois après sa blessure), jour où je vis le blessé pour la première fois, je fus frappé immédiatement de ce que l'ouverture palpébrale et la pupille gauches étaient plus petites qu'à droite. A une estimation approximative on pouvait évaluer la grandeur de la pupille gauche par rapport à la droite comme 2 est à 3. Mettait-on également les deux pupilles à l'ombre, la pupille droite se dilate beaucoup plus que la gauche, de sorte qu'elle paraît être environ le double de cette dernière. Pourtant la pupille gauche réagit à la lumière, encore que beaucoup plus paresseusement et à un bien plus faible degré que la droite normale. Il n'a pas été observé que la pupille gauche prît une configuration ovale.

Les deux ouvertures palpébrales diffèrent de même que les deux pupilles. D'après une mensuration approximative avec le compas, le diamètre vertical de l'orifice palpébral est à droite de 9 millimètres et à gauche de 7 millimètres. Mais, après certaines excitations, la différence peut être quelquefois si frappante, que le malade lui-même l'a observé lorsque le fait lui eut été signalé. Après une excitation produite par le vin, par une course rapide à cheval, le malade lui-même s'apercevait que son ouverture palpébrale gauche était resserrée.

Chez le malade, dont la vision est normale, il n'est survenu aucune myopie de l'œil gauche.

L'injection vasculaire (rougeur) de la conjonctive est, habituellement, égale des deux côtés ; de même, la rougeur des joues qui, chez ce jeune homme sujet aux congestions céphaliques et aux flux hémorroïdaux, sont toujours d'un rouge intense. Je n'ai vu qu'une fois chez lui, après une vive émotion, la joue gauche dans sa partie supérieure et spécialement la conjonctive gauche, être plus rouges que du côté droit. Le malade a observé souvent la même chose après une excitation, de même qu'après avoir bu du vin.

Pendant qu'on lui examinait les yeux, le gauche larmoyait seul, abondamment.

Le malade distingue, aussi sûrement à gauche qu'à droite, le froid et le chaud et la pointe d'une aiguille.

Cependant, on est frappé immédiatement d'une maigreur remarquable de la joue gauche, qui est plus aplatie que la droite plus pleine.

Pas de dilatation des gros vaisseaux. On ne peut sentir aucune différence de la pulsation carotidienne entre le côté droit et le côté gauche. L'artère temporale droite est plus sinueuse et bat plus énergiquement que la gauche. Pas de bourdonnements d'oreilles. Parfois du vertige, mais pourtant peu fréquemment.

Une seule fois, on a pris la température qui se trouvait plus élevée de 1/10e de degré centigrade dans le conduit auditif gauche que dans le droit.

Le ganglion cervical supérieur du sympathique n'est pas sensible à la pression du côté gauche. Quant à la paralysie du bras gauche, elle ne resta totale que pendant très peu de temps.

Dix semaines après la blessure, alors que la paralysie existait encore à un faible degré, le bras gauche que le malade portait encore en écharpe fut pris, à l'occasion d'une vive colère du malade, de violents mouvements convulsifs. Même chose arriva plus tard au malade, à la nouvelle qu'un de ses amis avait succombé devant Paris.

Maintenant, le malade peut exécuter, avec son bras, tous les mouvements sans sensation de faiblesse spéciale. Toutefois, le malade serre beaucoup plus faiblement de la main gauche que de la droite et les deux derniers doigts ne peuvent tenir les rênes, le malade étant à cheval, qu'un court espace de temps. Lorsqu'on fait serrer la main, ses deux derniers doigts restent en arrière (sans se fléchir). Lorsqu'on fait écarter les doigts les uns des autres, l'annulaire et le médius restent, pour ainsi dire, accolés. Le malade ne peut pas du tout les éloigner l'un de l'autre, de même qu'il ne peut mettre en adduction (par rapport à l'axe de la main), le petit doigt et l'indicateur. De même, l'abduction de l'indicateur et surtout du petit doigt, ne se produit pas au même degré qu'à la main droite.

L'amaigrissement est à peine sensible à l'épaule et au bras, plus marqué au petit doigt et à l'éminence hypothénar, de même que dans le premier et le troisième et plus encore le quatrième espace interosseux.

La contractilité faradique fait tout à fait défaut dans le quatrième espace interosseux, elle est diminuée dans le troisième, elle est normale dans le premier ainsi que dans les autres muscles du bras.

La réaction aux courants continus est partout normale, si ce n'est dans les muscles de l'éminence hypothénar où elle est même quelque peu augmentée.

Au début, l'anesthésie s'étendait jusque sur le côté cubital du médius ; actuellement, elle existe seulement encore dans les deux derniers doigts, très peu marquée sur le bord radial de l'annulaire, très accentuée sur le bord cubital du petit doigt. De là, s'étend une zone d'anesthésie bien délimitée qui correspond exactement au trajet du nerf cubital et qu'on peut suivre (variable dans son étendue) jusque vers le pli postérieur de l'épaule. A l'intérieur de cette zone, la pointe d'une aiguille est perçue d'une façon moins nette que sur la partie correspondante du côté droit. Le pinceau électrique y est perçu avec moins de netteté, c'est-à-dire avec moins de douleur, et les cercles de sensations sont beaucoup plus étendus que sur le côté droit correspondant.

Tandis que sur le trajet du nerf cubital, le malade accuse constamment 2 pointes à un écartement de 50 millimètres des branches de compas au niveau du bras droit, de 40 millimètres dans le tiers inférieur du bras, de 30 millimètres à l'avant-bras (soit une différence de 20 millimètres entre les parties supérieure et inférieure du bras), il ne sent toujours qu'une seule pointe au niveau du bras gauche, même avec un écart de 60 millimètres, et à l'avant-bras même avec un écart de 80 millimètres.

D'une part, évidemment, le cas en question est à rapprocher des deux cas de paralysie du sympathique en connexion avec une lésion du plexus brachial que j'ai rapportés antérieurement. En effet, en même temps que le nerf cubital, le sympathique est paralysé dans l'ensemble de ses fibres oculo-pupillaires, vaso-motrice et trophiques. Mais, d'autre part aussi il est à rapprocher d'un cas de lésion cité comme unique par Eulenburg et Guttmann, lésion par coup de feu, du sympathique droit. (In. Archives de Griesinger, tome I, page 423.) Dans leur cas, la balle était entrée dans le cou, à un niveau beaucoup plus élevé que dans le nôtre, c'est-à-dire à la hauteur de l'angle du maxillaire inférieur.

Peut-être est-ce pour cette raison que la myopie qu'on a alors observée, la douleur frontale et l'affaiblissement de la mémoire manquaient dans notre cas, ou bien est-ce vraisemblablement parce que, dans ce cas, soit les faisceaux terminaux, soit le ganglion cervical supérieur du sympathique dans son entier, soit peut-être seulement un filet de communication avec le plexus brachial étaient lésés.

Quant au reste des symptômes, les deux cas sont absolument superposables. Pourtant, chez notre malade, la parésie tout à fait limitée du nerf cubital, est encore intéressante. Seul au milieu des troncs du plexus, juxtaposés tout près les uns des autres, il fut intéressé seul d'une manière étonnante. Ce qui reste obscur, c'est la zone anesthésique large, par endroits, de trois travers de doigt sur le trajet du cubital depuis le creux axillaire, puisque le nerf cubital donne, avant tout, des rameaux cutanés pour la main.

Il reste, d'autre part, un certain degré d'hypéresthésie, reliquat vraisemblable d'une légère névrite antérieure sur tout le trajet du cubital. En effet, si l'on touche légèrement, avec la tête d'une épingle, le nerf cubital au niveau du coude, le malade ressent subitement, sur tout le trajet du nerf, de l'épaule jusqu'à l'extrémité du petit doigt, une sensation d'engourdissement.

Diminuer cette hypéresthésie par de faibles courants constants et ramener également dans l'ordre l'atrophie des muscles et l'anesthésie, par des courants faradiques qui ne soient pas trop fortement excitants, voilà la première chose à faire au point de vue thérapeutique.

OBSERVATION III

(DUE A M. LE Dr BOUVEYRON)

La malade (âgée de 36 ans, en 1897), forte, vigoureuse, indemne de toute hérédité morbide et de tare névropathique, mais veuve d'un phtisique et remariée à un tuberculeux, avait été atteinte, au mois de février 1897, de lésions tuberculeuses localisées exclusivement au poumon gauche et spécialement au sommet de ce dernier. La fièvre et le point de côté la forcèrent à s'aliter et quand elle commença à sortir du lit, au bout d'une vingtaine de jours environ, elle s'aperçut elle-même au miroir que sa joue gauche était plus maigre et plus creuse que la droite. Pendant tout le temps de son séjour au lit, il lui avait semblé que la peau de cette joue était crispée (*sic*). Dès lors, l'atrophie du contenu de la cavité orbitaire, de la face et de la moitié gauche du cou jusqu'à la clavicule ne fit que s'accentuer. Cependant ce n'est que plus tard que l'atrophie s'étendit sur la moitié gauche du thorax jusqu'au dessous du sein, en empiétant sur le membre supérieur correspondant. La malade, d'ailleurs, ne ressentit aucune douleur vive, ne vit aucune tache, aucun changement de coloration de la peau survenir dans la région atrophiée. Sous l'influence du froid, toutefois, elle éprouvait une sensation de crispation ou comme une sensation de masque de caoutchouc appliqué sur l'épiderme. Il n'y avait aucune paralysie motrice, ni aucune anesthésie, mais la sécrétion sudorale se supprima peu à peu dans toute la région atrophiée et la peau y devint notablement plus sèche que dans les régions saines du côté correspondant.

A noter l'absence de tout trouble sensoriel.

En août 1899 (époque à laquelle je pus observer la malade pendant un mois) elle présentait encore au sommet du poumon gauche le schéma n° 3 de Grancher dans toute sa netteté. La sonorité, les vibrations et la respiration étaient très diminuées dans la fosse sus-épineuse, ainsi que dans toute la partie postérieure du poumon gauche. Au niveau de la clavicule gauche les mêmes signes existaient, mais diminués ; au-dessous de la clavicule les signes sthétoscopiques redevenaient peu à peu normaux. On n'entendait presque pas de râles dans toute la région mate, tant était grande encore l'obscurité respiratoire et la malade n'avait qu'une expectoration insignifiante.

Rien au poumon droit.

Il était impossible, en présence de cet ensemble symptômatique, de ne pas diagnostiquer une affection pleuro-pulmonaire et plus pleurale encore que pulmonaire.

Tandis que, vue de profil et du côté droit, la malade paraissait avoir moins que son âge, elle semblait, vue du côté gauche, avoir au moins 60 ans. La peau amincie y était collée sur les tissus sous-jacents et il était difficile de la soulever et de la plisser entre les doigts. La tempe, le contenu de la cavité orbitaire et le cou du côté gauche jusqu'à la clavicule, étaient très atrophiés et cette atrophie semblait frapper plus ou moins en profondeur tous les tissus. L'os malaire, le maxillaire inférieur, le masséter et le sterno-mastoïdien du côté gauche paraissaient atrophiés. Quant au bras gauche et à la moitié gauche du thorax jusqu'au dessous du mamelon, ils n'avaient subi qu'une atrophie légère.

Les muscles se contractaient par la faradisation. Aucune paralysie des sensibilités ni du mouvement. Il y avait pourtant parfois des contractions fasciculaires spontanées dans les muscles du visage, surtout sous l'influence du froid.

Pas de sécrétion sudorale dans la moitié gauche de la face, même sous l'influence des exercices les plus violents et des plus grandes chaleurs.

Aucun changement de coloration de la peau. Cependant la carotide gauche paraissait avoir des battements moins amples que la droite ; et la temporale gauche, très sinueuse et très épaissie, semblait transformée en une sorte de gros tuyau rigide à lumière très diminuée. La différence de vo-

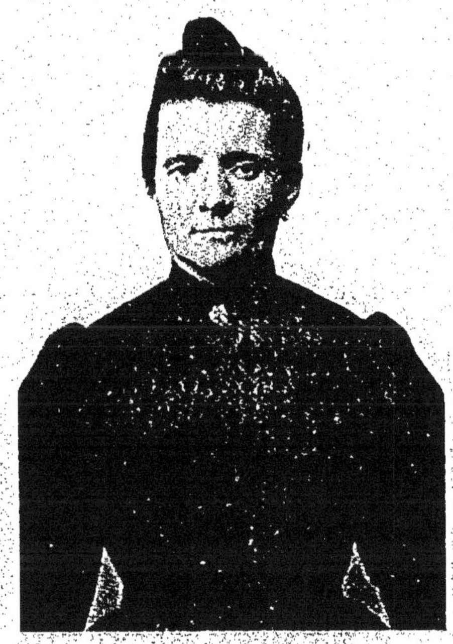

OBSERVATION III

(Hémiatrophie cervico-faciale gauche)

lume et de forme des deux temporales (celle de droite restant normale), était frappante à première vue.

Depuis le mois d'août 1899, cette hémiatrophie faciale, cervicale, brachiale et thoracique du côté gauche qui avait subi, pendant les deux premières années de son évolution une marche à peu près progressive, est restée à peu près dans le statu-quo. Aucun traitement, électrique ou autre, n'a eu d'action sur elle.

OBSERVATION IV

DUE A M. LE Dr BOUVEYRON

Le sujet de cette observation est une jeune fille dont le père était atteint de tuberculose pulmonaire fibreuse avec sciatique chronique unilatérale.

Depuis longtemps, elle avait des antécédents d'hystérie et de bacillose pulmonaire à forme congestive, sans expectoration purulente, ainsi qu'à poussées hémoptoïques peu fébriles, mais indéfiniment répétées sur divers points des deux poumons.

Jusqu'à l'âge de 23 ans, c'est à dire jusqu'en 1899, cette jeune fille n'avait pas présenté d'hémiatrophie faciale ; mais en juin de la même année, elle fut prise d'une poussée très fébrile d'emblée et localisée sur le sommet du poumon gauche. En concordance absolue avec cette poussée, elle commença à éprouver de violentes douleurs névralgiques dans la moitié gauche de la face et du cou. Tous les points d'émergence des nerfs de ces régions étaient très douloureux à la pression et la malade n'y pouvait tolérer le moindre attouchement sur la peau. Les douleurs y revenaient par accès, surtout sous l'influence d'un courant d'air, d'une sensation de froid ou d'un contact même léger. Au moment des crises, la peau y devenait rouge et chaude. L'œil gauche était larmoyant et injecté, la narine gauche sécrétait abondamment et la moitié gauche de la bouche se remplissait d'une salive épaisse et visqueuse comme du blanc d'œuf. La moitié gauche de la face et du cou transpirait aussi plus abondamment.

En même temps, il y avait des crises d'accélération cardiaque ; le pouls, fort et rapide, montait, ainsi que je l'ai constaté une fois, à quelques heures d'intervalles, de 62 à 133 pulsations à la minute. Ces crises d'accélération cardiaque, d'ailleurs, n'étaient pas toujours en rapport avec les crises névralgiques et se montraient aussi en dehors des accès douloureux dont elles étaient, jusqu'à un certain point, indépendantes.

Du côté des deux membres supérieurs (et pas seulement à gauche [1]), la peau était devenue habituellement cyanosée et très froide, même pendant les plus chaudes journées d'été et il y avait une hyperhidrose palmaire des plus évidentes.

Il y avait également une hyperesthésie gastrique marquée et l'ingestion des aliments était immédiatement suivie de sensations douloureuses.

Ces crises, extrêmement douloureuses et presque subintrantes au début, étaient accompagnées d'une température qui oscillait en moyenne entre 38° le matin et 39°9 le soir et qui se prolongea en allant *decrescendo* pendant environ deux mois.

En même temps, le sommet gauche présentait les signes non équivoques d'une poussée de tuberculose pleuro-pulmonaire. La matité y était forte et la respiration s'y entendait moins bien que de l'autre côté ; mais il n'y avait pas seulement à ce sommet de l'induration pulmonaire, car les vibrations aussi y étaient moindres. Après la toux, on entendait des craquements humides, un peu voilés aux deux temps de la respiration. Au niveau de la clavicule gauche il y avait de la matité, de la résistance au doigt, de l'augmentation des vibrations et des craquements humides; mais un nouveau signe des plus extraordinaires était un

[1] Toutefois, l'unilatéralité de la lésion ne suffit pas à expliquer, sans l'intermédiaire d'un réflexe, la bilatéralité des troubles vaso-moteurs et sécrétoires aux membres supérieurs.

bruit de souffle très fort coïncidant avec la systole artérielle et qui s'étendait sur tout le trajet de l'artère sous-clavière gauche. Ce souffle n'existait pas avant la dernière poussée pleuro-pulmonaire.

A noter également de très petites, mais très fréquentes hémoptysies.

Un peu plus de quinze jours après le début de cette dernière poussée et après le début des crises névralgiques, j'observai et je fis remarquer à la malade que la moitié gauche de sa face et de son cou jusqu'à la clavicule étaient atrophiées par rapport aux régions saines correspondantes.

Pendant plus de six mois, cette hémiatrophie cervico-faciale ne fit que s'accentuer et les douleurs, par accès, continuèrent au point de rendre la vie presque intolérable à la malade. Mais au bout de ce temps environ, les douleurs parurent céder. J'avais fait en dernier lieu et en désespoir de cause, de la révulsion répétée avec des pointes de feu sur le sommet gauche, espérant ainsi agir sur le ganglion cervical inférieur que je croyais être l'auteur de tout le mal et que je supposais englobé dans un tissu de pachypleurite tuberculeuse. Néanmoins le succès thérapeutique ne fut pas assez net pour que je puisse affirmer avec certitude que la sédation des crises douloureuses fut plutôt le résultat de mon intervention que celui de la marche spontanée de l'affection.

Au bout de six mois (la période de poussée fébrile en avait elle-même duré deux) l'hémiatrophie cervico-faciale parut presque rester dans le *statu quo*. Les lésions pleuro-pulmonaires du sommet gauche s'étaient amendées, le refroidissement permanent et la cyanose des deux membres supérieurs disparurent peu à peu. Les crises intermittentes d'accélération cardiaque et les crises névralgiques avec leur excitation sécrétoire et leurs troubles vaso-moteurs, s'espaçaient de plus en plus ; et le souffle de la sous-clavière qui ne s'était montré que pendant la période de poussée fébrile avait disparu déjà depuis longtemps.

Neuf mois après le début de son hémiatrophie, la malade

améliorée fit un pèlerinage à Lourdes. Elle en revint délivrée, disait-elle, de toutes ses souffrances. En réalité, l'amélioration de son état psychique avait été considérable. La dépression morale avait fait place à un magnifique espoir, et sous l'influence de sa nouvelle orientation mentale, elle avait été prise d'une véritable boulimie qui ne l'aida pas peu à triompher de ses lésions tuberculeuses.

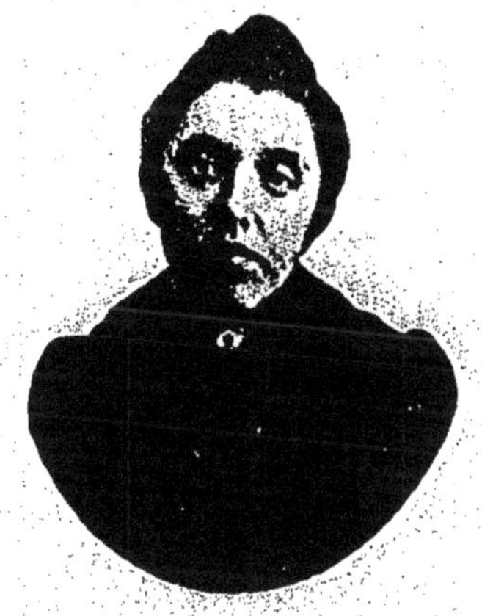

OBSERVATION IV

(Hémiatrophie cervico-faciale gauche)

D'ailleurs, l'hémiatrophie faciale était restée absolument la même ; aucune suggestion ne l'avait modifiée.

Cependant la malade n'eut pas depuis de nouvelles crises douloureuses.

Je pus alors (en mars 1900) l'examiner à nouveau à plusieurs reprises et voici ce que je constatais :

Il y avait toujours de la submatité et de la diminution de la respiration au sommet gauche, aussi bien dans la fosse sus-épineuse que dans la fosse sus-claviculaire. Les vibrations y étaient moindres que du côté correspondant, mais très peu de râles à ce niveau.

Il y avait de l'enophtalmie et la paupière supérieure de l'œil gauche était un peu tombante, quoique sans paralysie. Les réactions pupillaires étaient normales. La fosse temporale et la joue du côté gauche formaient des creux assez marqués. La peau y était un peu collée sur les tissus sous-jacents. Le maxillaire inférieur lui-même et le masséter paraissaient un peu atrophiés du côté gauche. De même de la moitié gauche du cou jusqu'à la clavicule où le tissu cellulaire sous-cutané et le sterno-mastoïdien lui-même avaient participé à l'atrophie. Les diverses sensibilités et la coloration de la peau étaient normales dans les régions atrophiées. Cependant la peau y était devenue à ce moment plus sèche que du côté sain. Notons que pendant les crises douloureuses, au contraire, il y avait eu auparavant une hypérémie sudorale manifeste du côté malade. La pression sur les points d'émergence des nerfs n'y était plus douloureuse. Il n'y avait aucune paralysie motrice, et les muscles qui ne présentaient pas de contractions fasciculaires spontanées, se contractaient bien sous l'influence du courant faradique.

Les cheveux qui dans la région fronto-pariétale gauche étaient devenus secs et cassants et étaient tombés d'une façon diffuse pendant la période d'augment de la maladie, étaient à ce moment-là revenus à leur état naturel.

Et ce qu'il y a de plus extraordinaire, une hyperostose fronto-pariétale, très douloureuse à la pression et semblable à une périostose spécifique diffuse quoique la malade fut indemne de syphilis, avait disparu également sans aucun traitement syphilique, après s'être montrée en même temps que la chute des cheveux pendant la période d'augment de la maladie.

OBSERVATION V

DUE A M. LE Dr LUCIEN JACQUET, MÉDECIN DES HOPITAUX DE PARIS

(Inédite)

Ephidrose faciale gauche. — Hémi-érythrose gauche avec télangiectasies lupoïdes. — Hémiatrophie faciale droite, sans altération du système pileux. — Hyperesthésie névromusculaire généralisée. — Epreuve et réaction jaborandique. — Tuberculose pleuro-pulmonaire double : à droite, ancienne, avec épaisse coque pleurale ; à gauche, plus récente et plus légère.

Le nommé F..., âgé de 60 ans, buandier, entré le 15 juillet 1899 aux baraques de l'hôpital Saint-Louis, lit n° 42, service du Dr Lucien Jacquet.

Père mort à 55 ans, très buveur.

Mère morte à 69 ans. Asthmatique. A 9 ans, fièvre typhoïde. Un peu plus tard, pleurésie. A 35 ans, scarlatine.

Il y a 3 ans, F... a commencé à tousser.

Pas de syphilis, pas de rhumatisme, pas de névrosisme. Alcoolisme accentué.

F... absorbait par jour 3 litres de vin et des apéritifs (crampes dans les mollets, pituites, tremblement des doigts).

F... s'est aperçu, depuis une quinzaine d'années environ, que le côté *gauche* de la face suait abondamment, tandis que la sueur n'apparaissait que très difficilement sur le côté *droit*.

La fonction sudorale est normale sur le reste du corps.

Cette sudation du côté *gauche* de la face augmente peu à peu d'une façon notable. F... ne sue pas en mangeant, à moins de prendre des aliments très chauds. Le sel et le sucre, déposés sur la langue, n'amènent pas de sueur. Un verre d'eau ou de vin ne déterminent l'éphidrose que si la température extérieure est très élevée. Les mouvements violents font apparaître la sueur. En faisant avaler à F... un verre d'eau par une journée de grande chaleur, on voit presque aussitôt sourdre de fines gouttelettes de sueur qui se réunissent et coulent abondamment. Par un temps frais, on n'obtient rien. Cette sudation occupe la moitié *gauche* du front, la tempe gauche, les moitiés *gauches* du nez, de la joue, du menton, l'oreille *gauche*. L'éphidrose s'arrête exactement à la ligne médiane de la face, comme *tirée au cordeau*.

Le cou sue des deux côtés de manière égale. Le cuir chevelu sue abondamment des deux côtés. Le reste du corps sue normalement.

On examine successivement le malade au repos, après déjeuner, après des mouvements violents. La sueur apparaît sur la partie *gauche* de la figure, sans qu'il y ait rien à *droite*, mais dans le cas seulement où la température est très élevée.

Par un temps frais les deux côtés restent secs.

A un examen attentif de la face on constate ceci :

Le côté *gauche* de la figure est sensiblement plus rouge que le côté *droit*. L'hémi-érythrose est complète et parfaitement systématisée ; elle occupe le menton, le nez, la joue, le front du côté *gauche*. Tout ce côté *gauche* est parsemé de fines télangiectasies avec, par places, un aspect légèrement atrophique analogue à ce que l'on voit dans le lupus érythémateux. La peau donne une impression de chaleur et de moiteur à *gauche*, de sécheresse et de chaleur moindre à *droite*.

La température y est de même plus élevée ainsi que sur la partie supérieure du tronc. Aux membres inférieurs, la température est plus élevée à *droite*.

La joue droite est plus flasque et notablement affaissée.

Le côté *gauche* du nez est variqueux et semble tuméfié par comparaison avec sa partie *droite*. Le système pileux est parfaitement conservé tant à *droite* qu'à *gauche*; les

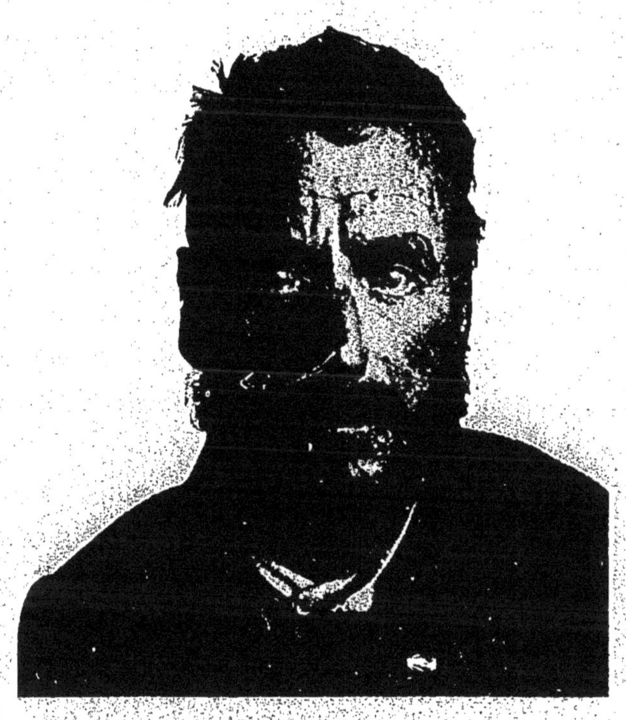

Observation V

(Hémiatrophie faciale droite)

cheveux grisonnent à peine aux tempes et également des deux côtés. Il y a simplement un peu de raréfaction pilaire au sinciput et aux deux golfes fronto-pariétaux sans nulle différence à *droite* ou à *gauche*. L'œil *droit* est plus enfoncé dans l'orbite que le *gauche*, la paupière supérieure *droite* plus plissée que la *gauche*, les pupilles inégales, la *droite* plus dilatée, réagissant bien à la lumière et à l'accommodation. Le globe de l'œil est moins saillant à *droite* qu'à *gauche*, le lobule de l'oreille est moitié moins épais à *droite* qu'à *gauche*. D'une manière générale le tégument du côté *droit* de la face est plus aisément mobilisable en même temps que la peau du même côté est diminuée d'épaisseur.

Le nez est un peu dévié à *gauche*.

Acuité visuelle normale.

Acuité auditive normale.

Sensations gustatives bien perçues. Les poumons sont tous deux atteints. Le sommet *droit* est le plus malade, on y entend de nombreux craquements.

A *gauche*, la respiration est simplement soufflante.

Expectoration assez abondante, toux fréquente. Les efforts de toux amènent une accentuation très nette de la rougeur faciale à *gauche*.

Rien au cœur.

F... se plaint cependant de violents battements épigastriques.

Etat général encore satisfaisant. Les autres viscères sont sains : le malade mange bien, dort bien.

Sensibilité cutanée normale à la face, aux membres inférieurs, pour la douleur comme pour la température.

Hyperesthésie névro-musculaire très vive et égale des deux côtés.

Aucun signe de tabès, de paralysie générale d'hystérie.

Hyerocèle *gauche*, jambes variqueuses, plaque de Vitilgo sur le pénis.

Le malade sort de l'hôpital dans le même état.

RENTRÉE A L'HOPITAL LE 7 OCTOBRE

Le samedi 7 octobre, après avoir porté une charge de linge, F... est pris brusquement de sensations particulières dans la jambe et dans le bras *droit*. La jambe s'est subitement dérobée sous lui ; selon son expression propre « il lui semblait avoir une jambe de coton. » Son bras *droit* était pareillement très lourd et il lui était impossible de remuer les doigts. Ne pouvant continuer à marcher, il se fait transporter à l'hôpital. Le lendemain il se sent déjà mieux et deux jours après il revient à son état normal. En dehors de cet accident, le malade se plaint de beaucoup tousser et de cracher abondamment.

L'appétit est cependant conservé.

Rien d'autre à noter.

ÉPREUVE JABORANDIQUE. (*Résumé de ce qui concerne la face*)

Le 1er août (1 centigr. de nitrate de pilocarpine, en injection à la région médiane du sternum.)

Au moment de l'injection le côté *gauche* de la face était, comme à l'ordinaire, plus chaud et plus rouge que le côté *droit*.

Il y a eu rapidement une vive accentuation de la rougeur et de la chaleur à *gauche* ; un peu de rougeur aussi, mais beaucoup moindre à *droite* ; puis sudation abondante des deux côtés avec retard de deux minutes environ pour le *côté droit* qui, par contre, a sué plus longtemps que le côté gauche.

Le 24 octobre, nouvelle injection de 1 centigr. de nitrate de pilocarpine.

Mêmes résultats généraux.

Le malade meurt et l'autopsie est faite le 25 mai 1900.

Dès l'ouverture du thorax, on constate que le poumon *droit*, à sa face antérieure, est recouvert d'une cellule pleurale filamenteuse, qui se détache assez aisément jusqu'au sommet proprement dit. Là, au contraire, on trouve un épaississement énorme, formant une coque adhérente, fibroïde, blanchâtre, atteignant un centimètre et demi d'épaisseur.

A gauche, rien de semblable.

Le poumon *gauche* splénifié en totalité, est criblé, comme les deux feuillets de la plèvre, de granulations grises miliaires, avec un seul foyer caséeux au sommet et une coque de membranes peu épaisses et molles, couvrant ce sommet. Epanchement séreux assez considérable de ce côté *gauche*.

Le poumon droit présente des lésions beaucoup plus étendues du sommet, à tous les stades, cavernules, masses caséeuses, petites productions crétacées, etc.

Au niveau de la partie inférieure du sommet *droit*, une caverne grosse comme une noix. Coque pleurale très épaisse.

Le cœur est volumineux. Les valvules sigmoïdes pulmonaires sont saines. La valvule tricuspide est tuméfiée et chagrinée à son bord libre principalement. Les sigmoïdes aortiques sont athéromateuses avec des foyers crétacés à l'origine de l'aorte. Epaississement de la mitrale avec quelques noyaux athéromateux et ratatinement avec athéromasie de sa petite valve.

Foie légèrement tuméfié, *muscade*.

Rien de particulier aux reins.

CERVEAU. — Le lobe droit pèse 530 grammes, le lobe gauche 522 grammes. Les deux sympathiques sont enlevés et conservés. Le ganglion cervical inférieur et la partie supérieure du sympathique *droit* n'ont pu être dégagés de la gangue fébroïde.

EXAMEN HISTOLOGIQUE

J'ai fait, peu après la mort, un examen *rapide* du tronc des deux sympathiques à leur partie supérieure. Ils m'ont semblé tous deux fort altérés sans que j'aie pu apprécier de différence sensible d'un côté à l'autre.

Mais, je le répète, cela a été un examen rapide et fort grossier.

OBSERVATION VI

(DUE A M. LE Dr BOUVEYRON)

(Inédite)

B..., âgé de 31 ans, garçon de peine, célibataire.

Antécédents héréditaires inconnus.

Six frères ou sœurs vivants et bien portants.

Ni syphilis, ni alcoolisme, ni impaludisme.

A l'âge de 20 ans, abcès au niveau du grand trochanter droit. L'abcès, aurait dit le médecin qui le soignait, communiquait avec l'os à ce niveau. Il fut opéré de cet abcès et, un mois après l'opération, la fistule se trouvait fermée.

Concomitamment avec son abcès, le malade était atteint, dit-il, d'une bronchite qui dura au moins deux mois. Au moment où il souffrait de ces deux affections, il aurait eu des températures très élevées.

Le médecin qui le traitait lui prescrivit alors de l'huile de foie de morue et de la créosote.

Un an après, néanmoins, le malade fut déclaré bon pour le service militaire et accomplit trois années comme chasseur à cheval. A noter toutefois que, depuis plusieurs hivers, il a des rhumes assez fréquents et assez tenaces.

B... s'est aperçu, il y a trois ans, c'est-à-dire à 27 ans, que sa joue gauche devenait plus maigre que la droite. A peu près vers la même époque, il fut atteint de pelade; mais les plaques, d'abord localisées à la joue gauche, s'étendirent ensuite aussi à la joue droite. Sous l'influence d'applications d'huile de croton, les aires alopéciques des joues se seraient à peu près partout regarnies de poils; mais la maladie, toutefois, n'a jamais cessé d'être en activité et renaissait en certains points pendant qu'elle guérissait en d'autres.

Actuellement, il vient consulter pour deux aires alopéciques très petites (aires lenticulaires) qui existent encore à la partie latérale gauche du menton.

Le malade paraît être assez vigoureux. En l'examinant, on constate une asymétrie de la face. La tempe gauche est à peine plus creuse que la droite. La paupière supérieure gauche est notablement plus tombante que la droite. L'œil gauche paraît un peu enfoncé dans l'orbite. La pommette gauche est un peu moins saillante que la droite. La moitié gauche des lèvres supérieure et inférieure est plus mince que la moitié droite correspondante. Mais c'est au niveau du milieu de la branche horizontale gauche du maxillaire inférieur, au niveau de la joue gauche et au niveau de la région de la glande sous-maxillaire correspondante, que l'atrophie est le plus marquée.

L'atrophie de la peau et des tissus sous-jacents de ces régions est même évidente au premier coup d'œil. Il n'est pas douteux que, surtout dans son milieu, la branche horizontale du maxillaire inférieur n'ait participé à l'atrophie. Le masséter gauche paraît atrophié.

La peau de la région antéro-latérale gauche du cou jusqu'à la clavicule, paraît notablement amincie. Le sterno-mastoïdien gauche lui-même est certainement diminué de volume par rapport au droit.

En aucune des régions atrophiées de la face et du cou, la peau ne présente de changement de coloration, ni de troubles de vascularisation. La chaleur de la peau y paraît normale. Les deux temporales superficielles et les deux carotides primitives ont des battements d'égale amplitude et ne sont pas plus atteints de sclérose d'un côté que d'un autre.

Dans les régions atrophiées, la sensibilité ne paraît atteinte non plus dans aucun de ses modes. Les piqûres, les frôlements, le froid et le chaud sont également bien ressentis. Il n'y a pas, dans ces régions, de troubles de la sensibilité subjective, ni de sensations paresthésiques, ni de douleurs névralgiformes. Il y a intégrité absolue de la vue, de l'ouïe, de l'odorat et du goût, du côté atrophié. Aucun trouble des réactions pupillaires; aucune dilatation relative

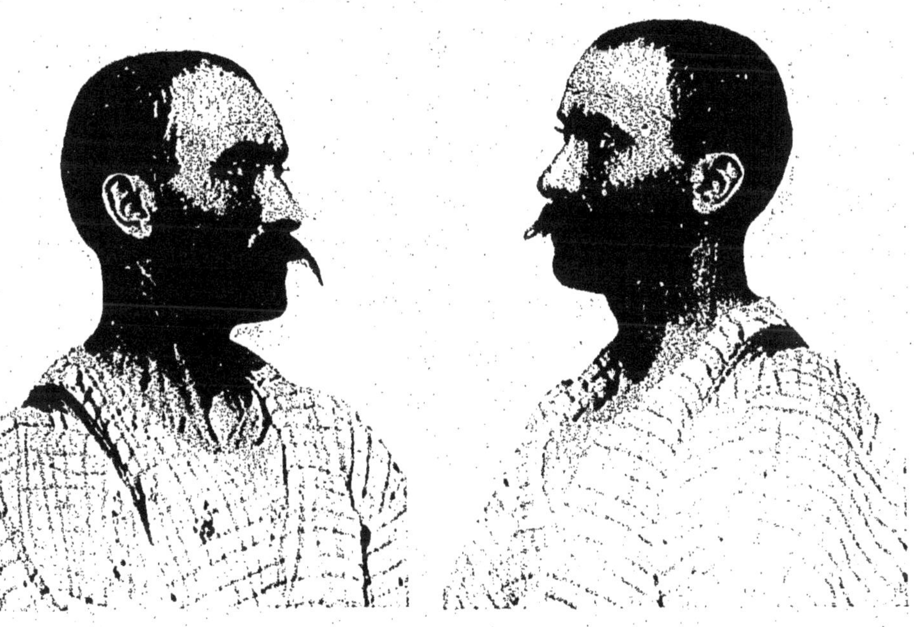

OBSERVATION VI OBSERVATION VI

(Hémiatrophie cervico-faciale gauche)

de la pupille gauche. Il n'y a aucune paralysie, ni aucune contraction fasciculaire spontanée dans les muscles des régions atteintes. Leurs réactions électriques n'ont pas été étudiées.

Le malade ne peut pas dire avec certitude, s'il y a une différence de sécrétion sudorale entre la moitié malade de la face et du cou et la moitié saine. Il ne se plaint pas de troubles des sécrétions nasale et salivaire.

L'état de la dentition est assez mauvais ; mais autant au moins du côté droit que du côté gauche ; car s'il manque quatre molaires du côté gauche, malade, il en manque cinq du côté droit.

Les cheveux de la région fronto-pariétale gauche ne sont jamais tombés et ne sont, actuellement, ni décolorés, ni secs, ni cassants, ni atteints de trichoptilose.

Il n'y a pas de troubles de circulation, de sécrétion, ni de calorification aux membres supérieurs.

Il n'y a, non plus, aucun trouble cardiaque. Le pouls, trois heures après un repas, était à 84.

Nous avons dit, dans les commémoratifs, que le malade s'enrhumait depuis plusieurs hivers. En effet, il présente, et exclusivement au sommet du poumon gauche, les lésions du schéma n° 3 de Grancher dans toute sa netteté.

Dans les fosses sus et sous-épineuse gauches, il y a de la submatité par rapport au côté droit correspondant. Par contre, la submatité est douteuse au-dessous et au niveau de la clavicule gauche.

Dans les fosses sus et sous-épineuses gauches, il y a une diminution des plus notables et des plus nettes, des vibrations thoraciques. Au-dessous de la clavicule gauche, cette diminution des vibrations existe encore, mais moins marquée.

Dans la fosse sous-épineuse gauche et au-dessous de la clavicule gauche, le murmure vésiculaire est affaibli et on y entend de nombreux craquements secs avec quelques craquements humides, plus rares et plus espacés. Tous ces signes se rencontrent et à un bien plus haut degré dans la fosse sus-épineuse gauche, où le murmure vésiculaire est plus indistinct et les craquements plus nombreux.

Dans toutes les autres régions des poumons, l'auscultation ne donne que des résultats négatifs et le poumon droit paraît absolument sain.

Les autres viscères : cœur, foie, rein, estomac, ne présentent rien de pathologique.

Le malade ne présente absolument aucun trouble nerveux, aucune hypotonie des tissus.

Nous pouvons ainsi résumer notre observation :

Antécédents probables de bacillose ;

Lésions pleuro-pulmonaires limitées au sommet gauche et ayant probablement englobé le ganglion cervical inférieur ;

Hémiatrophie cervico-faciale gauche s'étant installée sans bruit et sans donner lieu à aucun trouble vaso-moteur sécrétoire ou circulatoire ;

Pelade concomitante qui n'est, peut-être, pas en relation directe avec l'hémiatrophie qu'a présentée le malade, car la pelade ne s'est pas limitée à la région atrophiée et a atteint tout aussi bien le côté sain de la face. Peut-être, cependant, l'hémiatrophie a-t-elle favorisé le développement de la pelade en créant simplement un terrain favorable, la question de la graine restant réservée.

CONCLUSIONS

I. — On peut voir cliniquement une hémiatrophie cervico-faciale se produire en coïncidence étroite avec des lésions de tuberculose pleuro-pulmonaire du sommet correspondant.

II. — Dans les cas de cette nature que nous avons observés, les troubles trophiques, vaso-moteurs, sécrétoires et pupillaires, ne peuvent être fonction que d'une lésion sympathique.

III. — Quant à la localisation de cette lésion, nous admettons (et l'autopsie confirme cette hypothèse), que le ganglion cervical inférieur, lequel repose immédiatement sur le dôme de la plèvre pariétale, peut être englobé et détruit par un processus de pachypleurite tuberculeuse.

IV. — Nous considérons que c'est cette lésion du ganglion cervical inférieur qui est cause de l'hémiatrophie cervico-faciale dans les cas que nous avons observés.

V. — Cette pathogénie de l'hémiatrophie faciale qui nous paraît des plus importantes, n'exclut pas cependant à notre avis la possibilité de pathogénies différentes. Il y a par exemple des hémiatrophies localisées au territoire de distribution du trijumeau ou au territoire isolé de l'une de ses branches. Dans ces cas, si la localisation de l'hémiatrophie conduit à penser à une lésion siégeant sur le trijumeau, il n'est pas démontré qu'il faille incriminer une lésion des fibres propres du trijumeau plutôt qu'une lésion des fibres sympathiques qu'il contient et dont le territoire de distribution se superpose à celui des premières.

INDEX BIBLIOGRAPHIQUE

TESTUT. — *Traité d'Anatomie.*

POIRIER et CHARPY. — *Traité d'Anatomie.*

BROWN-SÉQUARD. — Compte-Rendu : *Société de Biologie*, 1872.

DUPUY. — Compte-Rendu : *Société de Biologie*, 1875.

VULPIAN. — *Leçons sur l'appareil vaso-moteur*, 1875.

ARNALDO ANGELUCCI. — *Archives de Biologie Italienne*, 1894.

MORAT et DOYON. — Comptes-Rendus de l'*Académie des Sciences*, 1897.

FLORESCO. — *Archives des Sciences médicales*, 1899.

FLORESCO. — *Archives des Sciences médicales*, 1900.

SEELIGMULLER. — *Berliner Klinische Wochenschrift* (27 juin 1870).

SEELIGMULLER. — *Berliner Klinische Wochenschrift* (22 janvier 1872).

POPOFF. — *Archives de Neurologie*, 1892.

BANHAM. — *Brit. méd. Journ.*, 1884.

GOWSEIEFF. — *Arch. de Psychiatrie*, 1886.
BECHTEREFF. — *Messager de Psychiastrie*, 1888.
HOMEN. — *Neurol. Centralb.*, 1890.
MENDEL. — *Berlin. Klin. Wochensch.*, 1888.
GULLAND. — *Edimburg Hospital's Reports*, 1893.
BEHREND. — *Orvosi Hetilap*, 1894.
BAERWALD. — *Deutsche Zeitschrift für Nervenheilkunde*, 1894.
FRANK. — *Medical Record*, 1902.

Bourg, imp. du *Journal*, 8, place de l'Hôtel-de-Ville. — 315-1902

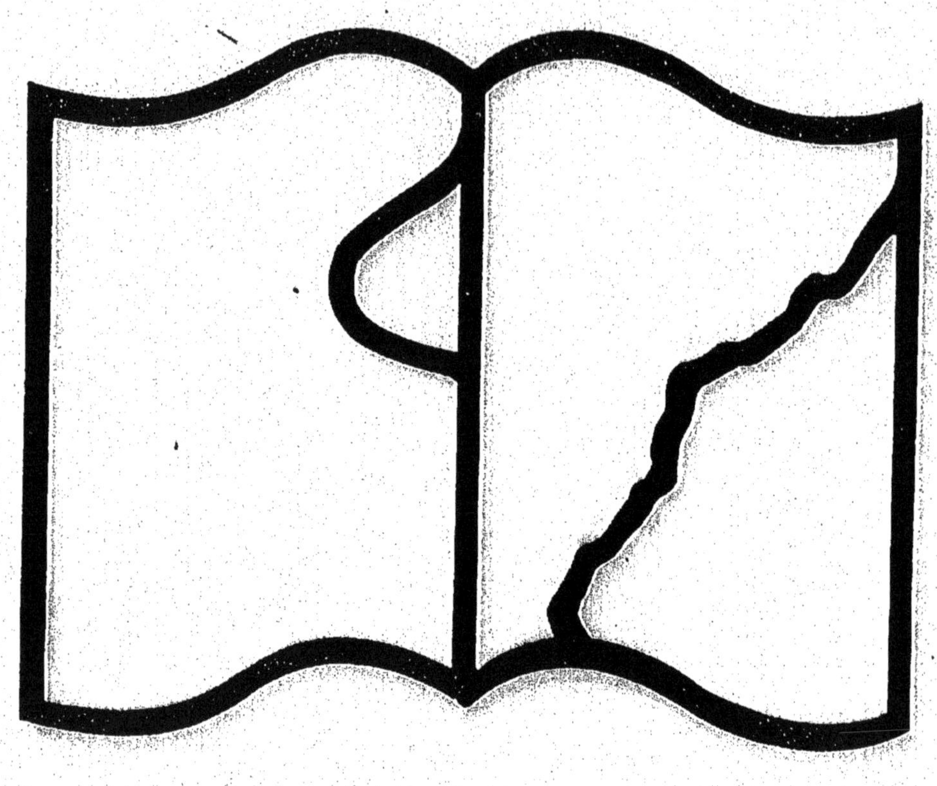

Texte détérioré — reliure défectueuse

NF Z 43-120-11

www.ingramcontent.com/pod-product-compliance
Ingram Content Group UK Ltd.
Pitfield, Milton Keynes, MK11 3LW, UK
UKHW022129190726
13855UKWH00003B/1079